AF343058

SERVICE

DE LA

Protection des Enfants du premier âge

(L'exécution de la loi du 23 décembre 1874)

L'Inspecteur départemental de l'Assistance publique,

a Monsieur le Préfet du Loiret,

Conformément aux dispositions de l'article 16 du décret du 27 février 1877, j'ai l'honneur de vous présenter ce rapport concernant l'application de la loi du 23 décembre 1874 sur la protection des enfants du premier âge en 1922.

Il est établi dans l'ordre prescrit par les instructions ministérielles des 8 juin 1907 et 8 août 1911.

A. — Mouvement de la population

Enfants protégés, existant au 1ᵉʳ janvier 1922...... 1.256
    —   placés en nourrice au cours de l'année 1.144

Total des enfants protégés pendant l'année.... 2.400

Sortis du service :

Par retrait................................ 469
Par limite d'âge (2 ans)................... 533
Par décès.................................. 85

           Total...... 1.087   1.087

Enfants restant au 31 décembre 1922............. 1.313

Parmi les 469 retraits, 8 enfants ont été signalés à l'Inspection départementale comme étant malades au moment où ils ont été remis à leurs parents.

B. — Origine des nourrissons

Les 2.400 enfants protégés étaient originaires :

Du département du Loiret............ 1.019, soit 42,45 %
    —   de la Seine......... 1.262, — 52,50 %
De 29 autres départements............ 116, — »
De pays étrangers................... 3, — »

En voici la répartition par département :

Ain	1	Nord	2
Allier	1	Orne	1
Aveyron	1	Pas-de-Calais	1
Bouches-du-Rhône ...	2	Rhône	1
Calvados	1	Saône (Haute-)	1
Cher	7	Saône-et-Loire	2
Eure	1	*Seine*	*1262*
Eure-et-Loir	5	Seine-et-Marne	15
Loire	1	Seine-et-Oise	47
Loiret	*1019*	Seine-Inférieure	2
Loir-et-Cher	5	Somme	1
Lozère	1	Var	1
Mayenne	1	Vaucluse	1
Meurthe-et-Moselle ...	2	Vienne	1
Meuse	1	Yonne	9
Nièvre	1	*Pays étrangers*	*3*

Les 2.400 enfants protégés ont séjourné 16.412 mois chez leurs nourrices, savoir :

1.019 enfants du Loiret.................... 7.218 mois
1.262 — de la Seine................. 8.421 —
  116 — d'autres départements........ 748 —
    3 — étrangers .... 25 —

Enfants secourus temporairement et pupilles du Loiret.

Dans le nombre des protégés en 1922 figurent :

192 enfants secourus temporairement ;

91 pupilles de l'Assistance publique.

Au 31 décembre 1922, il restait sur les contrôles de la protection :

127 enfants secourus temporairement ;

42 pupilles de l'Assistance publique.

C. — Etat civil des enfants protégés

Les 2.400 enfants protégés se répartissent ainsi :

1° Au point de vue de l'état civil :

Enfants légitimes : 1.511 ; enfants naturels : 889 ;

2° Au point de vue du sexe :

Garçons : 1.232 ; filles : 1.168.

D. — Mode d'élevage

D'après les avis de placement, ces 2.400 enfants ont été confiés à leurs nourrices pour être élevés :

Au sein......................	102, soit	4,25 %
Au biberon	2.287, —	95,29 %
A l'allaitement mixte..........	2, —	»
En sevrage...................	9, —	»

Mortalité.

85 enfants sont décédés, en 1922, chez leurs nourrices, soit 3,54 %, au lieu de 7,13 % en 1921.

Ces 85 décès se répartissent :

a) *Au point de vue du mode d'alimentation :*

2 enfants allaités au sein sur 102, soit 1,96 °/₀.

83 — nourris au biberon sur 2.287, soit 3,62 °/₀.

b) *Au point de vue de l'état civil*

43 enfants légitimes sur 1.511, soit 2,84 %.
42   —   naturels sur 889, soit 4,72 %.

c) *Au point de vue du sexe :*

49 garçons sur 1.232, soit 3,97 %.
36 filles sur 1.168, soit 3,08 %.

d) *Au point de vue de l'origine :*

26 enfants originaires du Loiret, sur 1.019, soit 2,55 %.
56   —   —   de la Seine, sur 1.262, soit 4,43 %.
 3   —   —   d'autres départements, sur 116, soit 2,58 %.

e) *Au point de vue pathologique :*

1º Maladies des centres nerveux (convulsions, 12 ; méningite, 7).   19
2º   —   de l'appareil respiratoire (bronchite, 0 ; broncho-
             pneumonie, 14 ; pneumonie, 2).....................   16
3º   —   du tube digestif (athrepsie, 8 ; gastro-entérite, 5 ;
             entérite, 5 ; diarrhée, 6).......................   24
4º   —   constitutionnelles (débilité, 5 ; faiblesse congé-
             nitale, 2)...................................   7
5º   —   éruptives   5
6º   —   diverses ou non indiquées......................   14

Ces renseignements sont reproduits d'après les certificats médicaux adressés à l'Inspection départementale.

f) *Au point de vue de l'âge et de l'alimentation :*

Ces 85 enfants décédés se répartissent ainsi :

de 1 à 4 jours :   » au sein » au biberon ....   »
— 5 à 9 —   : »   —   1   —   1
— 10 à 19 —   : »   —   »   —   ....   »
— 20 à 30 —   : »   —   9   —   9
— 1 mois à 2 mois : 1   —   8   —   9
— 2 — à 6 —   : »   — 29   —   29
— 6 — à 1 an : 1   — 16   —   17
— 1 an à 2 ans : »   — 20   —   20

g) *Mois pendant lesquels sont décédés les enfants :*

En janvier, 6 ; février, 8 ; mars, 11, soit......   25 décès en hiver.
En avril, 4 ; mai, 16 ; juin, 7, soit...........   27   —   en printemps
En juillet, 4 ; août, 8 ; septembre, 5, soit.....   17   —   en été.
En octobre, 5 ; novembre, 3 ; décembre, 8, soit.   16   —   en automne.

Mouvement général, par arrondissement, des enfants protégés en 1922.

ARRONDISSEMENTS.	ENFANTS RESTANT au 1ᵉʳ janvier 1922.	PLACÉS EN 1922.	TOTAL.	RADIATIONS PAR :				RESTANT au 31 décembre 1921.	ÉTAT CIVIL ENFANTS		SEXE		MODE D'ÉLEVAGE.			
				Limite d'âge.	Retrait.	Décès.	TOTAL.		Légitimes.	Illégitimes.	Garçons.	Filles.	Sein.	Mixte.	Biberon.	Sevrés ou en garde.
Gien	252	232	484	98	87	15	200	284	315	219	278	265	26	1	529	2
Montargis	393	371	764	142	195	26	363	401	430	281	359	337	19	»	668	2
Orléans	427	392	819	163	179	29	371	448	435	292	392	359	35	1	687	3
Pithiviers	184	149	333	66	72	15	153	180	331	97	203	207	22	»	403	2
Totaux généraux.	1.256	1.144	2.400	469	533	85	1.087	1 313	1.511	889	1.232	1.168	102	2	2.287	9

E. — Inspection médicale

1° Nombre de médecins-inspecteurs au 31 décembre 1922 : 90 ;

2° Rapports annuels reçus à la Préfecture : 86 ;

3° De ces rapports, il résulte que les médecins-inspecteurs sont généralement avisés par les maires, dans le délai prescrit par l'article 24 du décret du 27 février 1877, du placement des enfants dans leur circonscription ;

4° Ces médecins ont reçu 1056 avis de placement ;

5° Ils sont généralement bien avertis des changements de domicile des nourrices, des retraits et des décès des nourrissons ;

6° Visites mensuelles réglementaires effectuées dans l'année : 12.722 ;

7° Nombre d'enfants qui ont été l'objet de ces visites : 1.724 ;

8° Visites médicales faites sur réquisition des maires (art. 7 et 14 du décret de 1877) : 25.

9° Nombre d'enfants qui ont été l'objet de ces visites : 10 ;

10° Nombre de décès d'enfants protégés que les médecins ont été appelés à constater : 68 ;

11° Mode d'alimentation le plus généralement employé : le biberon ;

12° Nombre d'enfants soumis à chaque mode d'alimentation : au sein, 83 ; au biberon, 1.307 ; au « petit pot », 2 ; allaitement mixte, 31 ; enfants sevrés, 90 ;

13° Nombre d'enfants qui étaient vaccinés avant la première visite du médecin-inspecteur : 421 ;

14° Nombre d'enfants qui ont été vaccinés après cette première visite : 625 ;

15° Les nourrices ne font pas de résistance pour faire vacciner leurs nourrissons ;

16° Nombre de nourrices qui se sont plaintes au médecin-inspecteur de ne pas recevoir leur salaire : 48.

L'état ci-après fait connaître l'importance de chaque circonscription médicale, le nombre des enfants protégés visités ou non et le nombre des enfants décédés en 1922 :

MÉDECINS-INSPECTEURS	RÉSIDENCE	NOMBRE DE COMMUNES PAR CIRCONSCRIPTION	NOMBRE D'ENFANTS PROTÉGÉS				NOMBRE DE BULLETINS DE VISITES parvenus à la Préfecture	OBSERVATIONS
			En nourrice	Visités	Non visités	Décédés		
MM. les docteurs								
Chevillot	Orléans	1	70	70	»	4	470	
Rousseau	—	2	28	26	2	1	110	
Hyvernaud	—	2	46	39	7	2	361	Pas de rapport
Derouet	—	2	2	2	»	1	21	
Dufour	—	3	38	33	5	2	248	
Molveaux	—	2	12	2	»	»	63	
Naudet	Artenay	4	6	5	1	»	52	
Gassot (Louis).	Chevilly	7	47	44	3	3	202	
Caillaud	Beaugency	4	18	18	»	»	141	
Gleize	—	2	11	11	»	»	69	
Brinon	Châteauneuf	3	42	39	3	1	18.	
Lambert	—	2	6	5	1	»	34	
Heurteau	Fay-aux-Loges	2	14	13	1	2	215	
Delage	—	2	6	5	1	»	23	
Martin	Vitry-aux-Loges	3	12	12	»	»	139	
Jacobson	Cléry	5	31	29	2	1	192	
Cocq	La Ferté St-Aubin	3	109	103	6	4	555	
Hamon........	—	1	3	3	»	»	4	
Luez	Ligny-le-Ribault	1	15	14	1	1	66	
Baudin	Vouzon (L.-et-C.)	1	10	10	»	»	2	
A reporter			526	493	33	22	3.170	

MÉDECINS-INSPECTEURS	RÉSIDENCE	NOMBRE DE COMMUNES PAR CIRCONSCRIPTION	NOMBRE D'ENFANTS PROTÉGÉS				NOMBRE DE BULLETINS DE VISITES parvenus à la Préfecture	OBSERVATIONS
			En nour-rice	Visités	Non visités	Décé-dés		
MM. les docteurs	*Reports* ...		526	493	33	22	3.170	
Franquet.....	Jargeau	2	28	»	28	»	»	
G. ..cher......	—	3	4	4	»	»	9	
Granval.......	Sandillon	2	39	36	3	2	246	
Coulon..	Tigy	5	28	25	3	»	137	
Mouton.......	Epieds	5	7	7	»	»	46	
Hyvernaud	Meung	5	24	13	11	1	119	
Bonnet........	Loury	5	33	33	»	1	154	
Lemercier	Neuville-aux-Bois	6	38	36	2	1	156	
Debienne]......	Chécy	3	17	17	»	»	13	Pas de rapport
Favrel........	—	3	5	5	»	»	47	
Duval.........	Ingré	6	16	16	»	1	430	
Vincent (1).....	—	4	47	42	5	»	20	
Paradis (2).....	Chaingy	1	2	2	»	»	6	
Jacobson (Dme).	St-Hil.-St-Mesmin	1	10	10	»	1	49	
Decoux........	Patay	11	25	24	1	»	143	
Bareyt........	Gien	4	4	32	9	1	283	
Chaignot	—	5	79	76	3	4	49..	
Collet	Coullons	1	20	20	»	1	224	
Legendre......	Bonny	1	5	5	»	»	58	
Delthil	Briare	1	45	43	2	»	351	(1) Démission- naire, janv. 1922 circonscription attribuée au D' Duval à Ingré.
Falliès	—	1	4	4	»	»	38	(2) nommé par arr. du 29 déc. 21, à dat. du 1er janvier 22.
	A reporter		1.043	913	100	35	6 321	

MÉDECINS-INSPECTEURS	RÉSIDENCE	NOMBRE DE COMMUNES PAR CIRCONSCRIPTION	NOMBRE D'ENFANTS PROTÉGÉS				NOMBRE DE BULLETINS DE VISITES parvenus a la Préfecture	OBSERVATIONS
			En nourrice	Visités	Non visités	Décédés		
MM. les docteurs	Reports ...		1.043	943	100	35	6.321	
Guyard	Bléneau (Yonne)	2	10	10	»	»	35	
Morlat.........	Neuvy-s.-Lre (Nièvre)	2	14	1	»	3	149	
Rodon	Ouzouer-s.-Trézée	5	8	7	1	»	131	
Tchérepakhine	Beaulieu	1	12	9	3	»	77	
Bouyon	Châtillon-s.-Loire	3	19	19	»	»	177	
Chaboureau ...	—	1	31	2.	8	1	77	
Persillard	St-Benoît-s.-Loire	6	28	28	»	2	113	
Couénon	Cerdon	2	25	25	»	2	285	
Meunier (Jules)	Sully-sur-Loire	2	25	25	»	1	354	
Meunier (Marcel) (1)..	—	7	32	32	»	»	277	
Vialettes	Montargis	9	127	120	7	3	966	
Castelbon (1) ..	—	1	4	4	»	»	2	
Guérin........	Cepoy	5	41	41	»	»	219	
Cornet	Bellegarde	6	21	21	»	»	160	
Guilbert.......	—	3	28	28	»	2	253	
Houy (Prudent) (2)	Ladon	8	22	22	»	»	141	
Brauman	Châteaurenard	5	86	75	11	4	203	
Henry.........	Douchy	3	11	10	1	1	112	
Lagente	Châtillon-Coligny	5	45	44	1	1	408	(1) Nommé par arrêté du 1er déc. 1922.
Lefèvre	—	3	25	25	»	»	258	
Collet	Nogent-s.-Vernis.	7	87	86	1	3	469	(2) Circons. supprimée à dat du 1er déc. 22, répartie entre les circ. des Dr Guilbert, Castelbon, Tarin, Houy (A.)
	A reporter ...		1.744	1.611	133	58	11.187	

MÉDECINS INSPECTEURS	RÉSIDENCE	NOMBRE DE COMMUNES PAR CIRCONSCRIPTION	NOMBRE D'ENFANTS PROTÉGÉS				NOMBRE DE BULLETINS DE VISITES parvenus à la Préfecture	OBSERVATIONS
			En nourrice	Visités	Non visités	Décédés		
MM. les docteurs	*Reports* ...		1.744	1.611	133	58	11.187	
Gauchet	S¹-Maurice s.-Av.	2	26	26	»	»	128	
Barus	Courtenay	1	24	23	1	3	189	
Berty	—	2	4	4	»	1	18	
Charmoy	—	3	10	7	3	»	46	
Marmarian (1)..	La Selle-s.-le-Bied	10	11	11	»	1	141	
Thouveny (1)..	—	10	11	11	»	»	46	
Daussy	Chéroy (Yonne)	1	»	»	»	»	»	
Guillaumont ..	Corbeilles	4	14	13	1	1	11.	
Houy (André)..	—	8	14	13	1	2	112	
Lambert	Ferrières	9	56	53	3	1	374	
Breton	Lorris	4	20	19	1	»	178	
Tarin	—	6	65	62	3	4	364	
Denance......	Varennes	2	38	38	»	1	298	
Clergeau	—	4	31	31	»	»	191	Pas de rapport
Richard.......	Pithiviers	6	30	29	1	1	241	
Rousseau	—	6	28	26	2	2	120	
Signeux	—	5	1	1	»	»	5	
Loiseau	Boynes	4	12	12	»	1	107	
Girard	Chilleurs	5	35	34	1	2	220	
Rousse.......	Beaune la-Rol.	5	16	14	2	1	62	
Toulze	—	4	24	22	2	2	207	
	A reporter . ..		2.213	2.059	154	81	14.316	

(1) Démission à dater du 1ᵉʳ août 22, circ. attribuée au Dʳ Thouveny.

MÉDECINS-INSPECTEURS	RÉSIDENCE	NOMBRE DE COMMUNES PAR CIRCONSCRIPTION	NOMBRE D'ENFANTS PROTÉGÉS				NOMBRE DE BULLETINS DE VISITES parvenus à la Préfecture	OBSERVATIONS
			En nourrice	Visités	Non visités	Décédés		
MM. les docteurs	*Reports* ...		2.213	2.059	154	81	14.316	
Fournier	Boiscommun	6	31	28	3	2	334	
Hugues	Chambon	4	6	6	»	»	39	
Billard	Malesherbes	7	15	14	1	»	96	
Guyard........	—	1	11	11	»	»	95	
Delacour (1)....	Sermaises	9	15	15	»	»	84	
Delattre (2)	Aschères-le-Mar.	3	6	5	1	»	11	(1) Décédé décem. 1922.
Deniau (3).....	Toury (E.-et-L.)	2	3	3	»	»	15	(2) Nommé à dater du 1er nov 1922.
Pad ux........	Bazoches-les-Gal.	7	34	34	»	1	147	(3) Chargé provisoirement de la surveillance des enfants protégés dans les circ. d'Oison et de Tivernon.
Nory..........	Outarville	11	14	12	2	1	91	
Loyer	Puiseaux	5	44	44	»	»	277	
Guyard (4).....	—	7	10	10	»	»	57	(4) Nommé à dater du 1er avr. 1922, en remplacement du Dr Robillard décédé
Totaux ...			2.400	2.239	161	85	15.562	

De l'état qui précède, il ressort que, sur 2.400 enfants soumis à la surveillance médicale, 161 n'ont pas été visités, ou du moins il n'est pas parvenu à la Préfecture de bulletins de visite les concernant.

2.239 protégés ont donc fait l'objet de 155.62 visites médicales, savoir :

1° Visites bi-mensuelles pendant les 6 premiers mois des enfants 4.405

2° Visites mensuelles du 7e au 24e mois............. 11.157

Les frais de surveillance médicale se sont élevés à la somme de .... 68.565 f. 30 se répartissant ainsi :

15.540 visites réglementaires, à raison de
3 francs par visite.......................... 46.620 f. »

Frais de déplacement, 12.979 kilomètres,
1 fr. 50 par kilomètre (aller)................. 19.468   50

Indemnité pour certificats délivrés à 1.098
nourrices (2 fr. par certificat délivré par le
médecin-inspecteur aux nourrices de sa circonscription) .... 2.196   »

22 visites de jour sur réquisition, à 3 fr...... 66   »

Frais de déplacement pour ces 22 visites,
118 kil. à 1 fr. 50........................... 177   »

Opération chirurgicale.................... 8   »

Fourniture de médicaments................ 29   80

Total..... 68.565 f. 30

Résumé des rapports des médecins-inspecteurs

90 médecins-inspecteurs étaient, au 31 décembre 1922, char-
gés de la surveillance des enfants protégés ; 86 ont fait parve-
nir leur rapport annuel à la préfecture.

51 de ces rapports contiennent des observations qui, bien
que présentées à des titres différents, intéressent néanmoins
le Service. En voici le résumé ou la reproduction :

1° *Indications des maladies régnantes.* — La plupart des
médecins-inspecteurs signalent le bon état sanitaire des nourrissons soumis à leur surveilllance.

En l'absence de grande chaleur pendant l'été de 1922, les
troubles gastro-intestinaux ont été observés en moins grand
nombre, et les cas constatés étaient généralement bénins.

Les affections de l'appareil respiratoire ont été aussi un peu
moins nombreuses.

Dans différentes circonscriptions, des épidémies de coqueluche et de rougeole ont régné ; quelques enfants sont morts
des suites de complications de ces affections.

Dans quelques autres circonscriptions, des cas de grippes
ont été observés.

Enfin, dans deux circonscriptions, des cas isolés de varicelle et de scarlatine ont été constatés.

Le Dr BONNET, à Loury, dit que, dans sa circonscription, trois communes ont été sévèrement frappées par une épidémie scolaire de rougeole. Les nourrissons ont été généralement épargnés et il n'a constaté que trois cas de rougeole chez des enfants de moins de deux ans ; un cas s'est compliqué de broncho-pneumonie mortelle chez un enfant de 18 mois, débile et antérieurement atteint d'impétigo et d'entérite chronique. La marche de cette broncho-pneumonie fut si rapide que le même jour il a constaté la maladie et le décès.

Le Dr CHARMOY, à Courtenay, fait connaître qu'aucun des nourrissons qu'il surveille n'a été malade cette année. Il signale le fait suivant, qui montre ce qu'est une bonne nourrice et aussi ce que peut être une mauvaise nourrice : « L'en-« fant L. B..., née en février 1921, était une pauvre petite « malheureuse, qui faisait peine à voir, avec son air souffre-« teux, son ventre énorme. Personne n'en voulait, tellement « elle était minable. Je suppliai deux femmes de bien vouloir « s'en charger. Elles le firent tant bien que mal, plutôt mal « que bien, sans que toutefois j'aie eu le droit de me plaindre, « sauf de la dernière pourtant. Bref, en mai 1922, à 15 mois, « l'enfant pesait 15 livres à peine. A ce moment, 3e nourrice, « Mme Delaveau, femme déjà âgée et pleine d'expérience. Au « bout d'un mois l'enfant avait pris 1.500 gr., 2 kilos le « second mois. C'était un autre excès. Quelques conseils, une « bonne volonté intelligente, régularisèrent les choses et « aujourd'hui cette enfant est superbe, gaie, turbulente même, « c'est-à-dire, tout le contraire de ce que je l'avais connue. « J'ajoute qu'elle a marché au bout d'un mois chez sa nou-« velle nourrice ; l'autre ne la levant jamais. »

Le Dr CORNET, à Bellegarde, fait remarquer que les 2/3 des nouveau-nés placés au cours de l'année étaient très débiles, qu'ils ont présenté de l'intolérance pour le lait de vache et n'ont pu être élevés qu'au prix de grandes difficultés.

Le Dr GUILBERT, à Bellegarde, dit que les maladies des voies respiratoires, bronchites simples, bronchites capillaires, broncho-pneumonie, plus fréquentes cette année, sont attribuables à une épidémie de coqueluche qui a duré plus de 6 mois.

Le Dr HOUY (André), à Corbeilles, fait remarquer que la gastro-entérite est due plutôt à la suralimentation qu'à la mauvaise saison, car cette année nous n'avons pas eu de chaleur excessive.

Le Dr LEFÈVRE, à Châtillon-Coligny, dit qu'il n'y a pas eu de maladies sérieuses chez les nourrissons. La température modérée de l'été n'a pas provoqué, comme l'année dernière, de diarrhées, ni de gastro-entérites graves. Les quelques cas bénins qui se sont produits ont été vite enrayés par le régime hydrique, institué presque toujours par les nourrices sans intervention du médecin.

Le Dr PERSILLARD, à Saint-Benoît-sur-Loire, a constaté de la grippe dans les premiers mois de l'année, avec quelques complications broncho-pulmonaires.

En juin, juillet, épidémie régnante de rougeole ; un seul de ses nourrissons a pris la maladie, qui s'est compliquée de broncho-pneumonie, mais qui a bien guéri.

En été et automne, peu d'affections gastro-intestinales, quelques diarrhées banales seulement. A signaler toutefois un cas de gastro-entérite grave chez un débilité, qui a eu cependant une heureuse issue.

2° *Causes générales de la mortalité.* — Dans leurs rapports, la plupart des médecins inspecteurs indiquent comme causes générales de la mortalité des enfants protégés, les maladies qu'ils ont observées. Quelques médecins, cependant, sont plus précis et attribuent ces causes à la gastro-entérite qui elle-même serait déterminée par la mauvaise qualité du lait donné aux nourrissons élevés au biberon. A ce sujet, le Dr TARIN, à Lorris, signale le fait suivant : Deux enfants morts de diarrhée aiguë, au mois d'octobre, époque où les vaches, nourries de feuilles de bettraves surtout, présentaient elles-mêmes de la diarrhée.

Le Dr CAILLAUD, à Beaugency, cite le cas d'un enfant décédé de troubles gastro-intestinaux quelques jours après son arrivée de Paris.

D'autres médecins attribuent la mortalité des enfants en bas âge à la débilité, à la faiblesse congénitale, à l'athrepsie. Ces enfants qui n'offrent qu'une minime résistance, disent-ils, devraient d'abord être allaités au sein maternel et non pas confiés à des nourrices au biberon quelques jours après leur naissance. Plusieurs de ces enfants venant de Paris sont arrivés mourant chez leurs nourrices.

Quelques médecins signalent aussi la mauvaise hygiène des habitations des nourriciers souvent encombrées.

Le Dr BONNET, à Loury, cite le cas d'un enfant mort par rougeole survenue dans la famille d'une nourrice, mère de trois enfants. Les trois enfants de cette nourrice ont eu successivement la rougeole et la dernière personne frappée fut l'enfant protégé âgé de 18 mois. Le milieu familial était fortement infecté par ces cas successifs de rougeole et l'isolement était impossible à cause de l'exiguïté du logement.

Enfin le Dr RODON, à Ouzouer-sur-Trézée, dit qu'il n'a pas eu de décès parmi les enfants du premier âge, et il attribue ce fait : 1° à la sélection des nourrices ; 2° aux conseils de ne pas prendre de nourrisson sans renseignements sur sa santé ; 3° à l'usage de stérilisateurs, et à la sélection des fournisseurs de lait (les fraudeurs ou malpropres sont boycottés) ; 4° à la fréquentation de la consultation pour les nourrissons, qu'il a organisée ; 5° à l'allaitement au sein par les mères non mariées.

3° *Vœux et améliorations proposés.* — M. le Dr BONNET, à Loury, fait remarquer qu'il a eu à déplorer, il y a deux ans, un décès par grippe infectieuse dans la même famille où tous les membres eurent la grippe ; le dernier cas de grippe frappa un nourrisson de 15 jours qui succomba.

Il est donc désirable que les nourrices aient le moins de famille possible ; la préférence devrait être donnée à la nourrice qui n'a pas de charge d'enfants, et il est trop fréquent de voir des mères de familles nombreuses ayant déjà 3 et 4 enfants, solliciter des certificats d'aptitude à élever des nourrissons. Ces mères savent souvent donner des soins intelligents et dévoués aux nourrissons qui leur sont confiés, mais malgré toute leur bonne volonté, elles ne peuvent accorder à ces nourrissons le même temps qu'une nourrice dépourvue de famille, célibataire, veuve ou sans enfant. Les dangers de contamination sont moins grands quand la nourrice n'a pas d'enfants chez elle qui aillent à l'école.

S'il est important que la nourrice ne soit pas surchargée de famille pour mieux se consacrer à son nourrisson et lui octroyer un cubage d'air plus grand, il est à souhaiter aussi que les enfants confiés aux nourrices ne soient pas trop débiles et aient atteint un ou deux mois. Trop souvent le nouveau-né confié à la nourrice est dans des conditions de santé déplorables et le voyage de l'enfant s'opère de la ville à la campagne d'une façon dangereuse ; dans les chemins de fer, des compartiments devraient être réservés aux nourrices, et dans certains buffets de gare devrait se trouver le lait bouilli destiné aux nourrissons. Il est capital également qu'à la campagne comme à la ville, le lait réservé aux nourrissons soit à l'abri de toute contamination. Sa manipulation devrait en être surveillée, surtout aujourd'hui où la stérilisation du lait paraît dévitaminer la nourriture de l'enfant ; le lait insuffisamment bouilli peut contenir les bacilles des tousseurs qui ont pratiqué la traite (lait porteur de bacilles de Koch).

En somme, la nourrice, le nourrisson, le cadre où évolue le nourrisson ; le lait donné au biberon doivent être l'objet de la surveillance des autorités. Des tableaux en gros caractères devraient figurer dans les écoles, dans les mairies, dans les locaux des nourrices, dans les garderies ! Ils indiqueraient les principaux principes de la puériculture et les meilleures méthodes d'élevage ; ils indiqueraient aussi les récompenses proposées aux bonnes nourrices et les punitions infligées aux nourrices en contravention.

Le Dr BOUYON, à Châtillon-sur-Loire, dit que les nourrices soignent généralement bien les enfants et préviennent le médecin à temps. Les nourrissons, et souvent les plus débiles, nous sont envoyés trois ou quatre jours après leur naissance ; le voyage les fatigue beaucoup et c'est miracle de les voir surmonter les fatigues du déplacement. Il se range à l'avis du Dr COLLET, de Coullons, c'est que les enfants protégés sont beaucoup mieux soignés dans les campagnes que les enfants élevés par leur mère.

Le Dr BRAUMAN, à Châteaurenard, demande l'application stricte de la loi Roussel et le fonctionnement des commissions locales composées de dames (femmes du peuple ou autres).

Le Dr CAILLAUD, à Beaugency, dit que les enfants ne devraient pas être déplacés dès les premiers jours de leur naissance. Beaucoup de ceux qui subissent des déplacements trop prompts sont victimes du voyage et du changement de lait.

Le Dr CHABOUREAU, à Châtillon-sur-Loire, demande que tous les enfants qui sont placés en nourrice à la campagne soient à leur départ de Paris munis d'une fiche sanitaire indiquant si l'accouchement a été normal ? Si l'enfant est venu à terme ? Quel poids ? S'il est à même de supporter un long voyage ? S'il est atteint d'une affection spécifique ? S'il est vacciné avec succès ? Enfin un bulletin sanitaire permettant au médecin, qui doit le surveiller pendant le temps que l'enfant restera à la campagne, d'être renseigné sur les différentes maladies qui pourraient se déclarer.

J'avais signalé l'année dernière l'apparition d'une espèce de hochet, appelé sucette, laissé à demeure dans la bouche de l'enfant et devenant une cause de fatigue par suite d'une succion continuelle. Je n'en ai pas vu reparaître cette année.

Le Dr CHAIGNOT, à Gien, appuie l'idée exprimée par le Dr VIALETTES, de Montargis, dans son rapport de 1921. Il estime que le placement des enfants en nourrice se fait de façon défectueuse. En pratique, ce placement se fait soit par l'intermédiaire d'un bureau, soit directement par les parents, et ceux-ci, en cherchant une nourrice, s'inquiètent souvent plus des conditions pécuniaires ou de leurs relations que des conditions d'hygiène dans lesquelles se trouvera leur enfant. D'autre part, fréquemment la nourrice s'est occupée d'avoir un nourrisson avant d'avoir le certificat médical et elle vient demander ce certificat au médecin-inspecteur alors que l'enfant est déjà en sa possession et qu'il est très difficile de faire déplacer cet enfant, s'il y a lieu.

Il propose que toute personne désireuse de prendre un enfant en nourrice ne puisse le faire que si elle est agréée et inscrite sur *une liste spéciale qui serait établie*, soit à la Mairie, soit à la Préfecture et tenue *à la disposition des bureaux et des parents*.

La nourrice ne serait agréée qu'après enquête sérieuse portant non seulement sur ses aptitudes et son état de santé personnels, mais sur sa moralité, la salubrité de son logement et le milieu familial dans lequel l'enfant se trouvera. Cette partie de l'enquête pouvant être faite par des commissions locales ou des *dames visiteuses*.

Il demande une indemnité kilométrique spéciale pour la visite aux enfants placés dans les hameaux isolés.

Le Dr Charmoy, à Courtenay, dit que la circonscription n° 61 est ce qu'on pourrait appeler une circonscription de tout repos, 4, 5 enfants à surveiller dans l'année ; des nourrices que je connais depuis 15, 20 et même 30 ans et dont je suis très content ; de beaux nourrissons et voilà ! Le bien-être étant devenu la normale dans nos campagnes, l'élevage des enfants étrangers va devenir de moins en moins important ; les salaires des fermes étant tellement élevés ! Ce ne serait que quart de mal s'il naissait des enfants dans les ménages. Hélas !

Le Dr Collet, à Coullons, renouvelle sa demande en ce qui concerne l'indemnité kilométrique. Il s'arrange à faire coïncider ses visites d'inspection avec ses visites de clientèle. Mais cela n'est pas toujours possible, en particulier pour des nourrissons se trouvant dans des fermes isolées et lointaines où il n'est appelé qu'à de très longs intervalles.

Le Dr COLLET, à Nogent-sur-Vernisson, propose l'alimentation par le lait stérilisé obligatoire.

Le Dr COUÉNON, à Cerdon, demande : 1° que les enfants du département de la Seine soient, avant leur départ pour la province, l'objet d'un examen sévère et qu'on *interdise* d'une façon absolue l'envoi d'enfants *débiles*, *prématurés*, à moins d'être élevés au sein et de toute façon pendant les mois chauds ; 2° que chaque circonscription (renouvellement du vœu de l'année précédente) comportant plus de 10 nourrissons, soit pourvue d'une balance.

Le Dr DELAGE, à Fay-aux-Loges : Bien que les nourrices suivent assez bien, actuellement, les prescriptions de la loi de 1874, il serait à souhaiter que les consultations de nourrissons puissent augmenter de nombre, car il y aurait intérêt à peser et à mensurer les enfants. Souvent, en effet, des enfants nourris au sein s'étiolent sans raison apparente tout au moins, l'enfant qui jusque là poussait comme un petit champignon, dépérit assez rapidement : la cause vient du lait de la maman qui a diminué de qualité et bien souvent de quantité. En un mot, l'enfant ne prend pas assez de lait, il fait de la dénutrition. En pesant ce bébé de temps à autre, avant et après la tétée, et en prenant une moyenne, on arrive à connaître exactement la quantité de lait que l'enfant ingurgite à chaque tétée. En appliquant le procédé Variot, on se rend compte de la quantité de lait qui doit être prise par l'enfant en 24 heures, d'où nécessité d'ajouter un peu d'autre lait au lait qui provient du sein de la mère. Toutes ces pesées et mensurations ne peuvent se faire que sous la direction d'une personne compétente, du médecin en particulier ; c'est là, à mon avis, un des rôles les plus importants des consultations de nourrissons.

Le Dr Duval, à Ingré : 1° Il serait souhaitable que les nourrices se conformant à la loi viennent elles-mêmes et avant de prendre un nourrisson, demander le certificat médical ; or, très souvent, elles envoient leur mari ou un enfant chercher ce certificat et trouvent extraordinaire que dans ces conditions il leur soit refusé ; tantôt elles mettent le médecin devant le fait accompli, ayant pris l'enfant depuis quelques jours déjà, le certificat médical est considéré par elles comme une simple formalité, un papier sans valeur mais nécessaire que l'on envoie chercher ; 2° la commune d'Ingré, très étendue, présente des hameaux disséminés et espacés pour certains de plus de 3 kilomètres de ma résidence ; la visite régulière de tous les nourrissons chaque mois exige de ce fait des déplacements absolument spéciaux et par conséquent onéreux ; il semblerait normal d'accorder pour les hameaux l'indemnité de déplacement accordée pour les communes.

Le Dr Favrel, à Chécy, demande qu'il soit possible pour les nourrices d'avoir facilement de bon lait frais. La tendance générale des propriétaires de vaches étant de vendre leur lait aux marchands de fromages ou aux laiteries en gros.

Le Dr Fournier, à Boiscommun, fait remarquer que beaucoup d'enfants sont remis aux nourrices trop tôt après la naissance et aussi dans un état déplorable et de moindre résistance ; il y aurait intérêt à ne pas séparer les enfants des mères avant la deuxième quinzaine après la naissance. Un bureau de placement de la rue du Cherche-Midi, à Paris, aurait, il me semble, besoin d'être très surveillé ; les nourrissons remis aux nourrices par ce dernier étant en très mauvais état.

Le Dr Franquet, à Jargeau, demande que l'examen médical des nourrissons soit très sérieusement fait avant leur départ de Paris.

Le Dr Gauchet, à Saint-Maurice-sur-Aveyron : J'ai accouché cette année un certain nombre de filles-mères. Plusieurs avaient eu déjà un et même deux enfants. Presque toutes sont domestiques de ferme, obligées de travailler et de continuer leur métier de domestique pour subvenir aux charges qui leur incombent ; elles placent leurs enfants en nourrice, mais ces charges sont lourdes, trop lourdes pour leurs épaules de filles presque toujours abandonnées de leur famille ; dans de pareilles circonstances, la jeune maman pleure en voyant partir le bébé qu'elle serait heureuse d'élever au sein, si elle le pouvait, si on lui en donnait la possibilité ; elle pleure aussi en voyant la misère qui la guette et qui l'attend. Ne pourrait-on pas lui porter secours, trouver des moyens plus efficaces que ceux que la commune et le département mettent actuellement à sa disposition ? La conclusion s'impose : l'allaitement maternel, qui est le mode d'alimentation idéal pour les nourrissons, doit être encouragé par tous les moyens. Mais il ne faut pas reculer devant les sacrifices nécessaires qui permettront de donner des primes d'allaitement suffisantes.

Le Dr GIRARD, à Chilleurs-aux-Bois, demande l'examen plus sévère des enfants au moment de leur placement par les bureaux ; trop de débiles sont ainsi confiés à des nourrices au biberon.

Le Dr GLEIZE, à Beaugency, considère qu'aucune amélioration n'est pratiquement possible. Il serait parfait de créer des consultations de nourrissons ou même de simples pesées mensuelles à la Mairie des localités, mais les nourrices actuelles, déjà peu nombreuses, accepteraient-elles ces dérangements ? Il est permis d'en douter.

Le Dr GRANCHER, à Jargeau, dit qu'il serait à souhaiter que le lait stérilisé fût obligatoire pour les enfants de moins d'un an, pendant les mois d'été, du mois d'avril au mois d'octobre. On arriverait certainement à diminuer la mortalité infantile. 178 décès en 1921 sur 2.493 enfants représentent un chiffre beaucoup trop élevé, surtout avec une surveillance qui coûte aux contribuables plus de 67.000 francs ; pendant la seconde année, une visite tous les deux mois semblerait suffisante — l'économie résultant de cette suppression pourrait être utilisée par l'octroi aux nourrices d'appareils à stériliser, certains laits spéciaux, etc.

Le Dr GUILLAUMONT, à Corbeilles : J'ai remarqué chaque année que les nourrissons au biberon font presque tous de l'entérite au moment où les éleveurs font consommer des feuilles de betterave au bétail (mois de septembre et octobre). Il y aurait lieu de veiller spécialement à cette époque de l'année à l'alimentation des vaches dont le lait doit servir à la nourriture des bébés. Rien ne doit être négligé pour la santé de ces derniers.

Je fais remarquer de nouveau tout l'intérêt qu'il y aurait à obliger les nourrices à se servir d'un appareil stérilisateur (Budin ou autre), pour l'ébullition du lait.

Le Dr GUYARD, à Malesherbes, propose :

1° Que des pèse-bébés portatifs, d'un modèle pratique, soient mis à la disposition des médecins-inspecteurs dans chaque mairie ;

2° Qu'en dehors des visites régulières faites par le médecin-inspecteur, les nourrissons soient visités une ou plusieurs fois par mois par des personnes de bonne volonté agréées. par les maires ;

3° Que tous les nourrissons, enfants de filles-mères surtout, soient inscrits d'office sur les listes d'assistance médicale gratuite ; les nourrices, en effet, ne craignant plus d'être responsables des frais médicaux et pharmaceutiques qui leur sont difficilement remboursés, en général, hésiteraient moins à demander le médecin en temps utile ;

4° Que pour les nourrissons au-dessous de 6 mois, visités 2 fois par mois, la deuxième visite puisse être faite, non 15 jours après la première, mais au bout de quelques jours seulement, si le médecin-inspecteur le juge utile (1) ;

---

(1) Toute latitude est laissée au médecin-inspecteur pour ses visites aux enfants protégés : il importe même qu'elles ne soient pas faites à dates fixes La 2° visite mensuelle aux enfants de moins de 6 mois a été précisément décidée pour les cas douteux. Le médecin-inspecteur est seul juge. — *Note de l'inspecteur départemental.*

5° Que des échantillons de lait soient prélevés fréquemment chez les fournisseurs de lait pour nourrissons et dans les dépôts de laiteries (lait pasteurisé) où se fournissent le plus souvent les nourrices.

Le Dr HAMON, à La Ferté-Saint-Aubin, estime que pour rendre la protection vraiment efficace, il faudrait créer, dans chaque centre, des consultations de nourrissons, des gouttes de lait, où l'on puisse faire des pesées régulières presque impossibles à domicile.

Organiser des comités de dames patronnesses, qui pourraient se rendre compte si les prescriptions médicales sont bien observées, et signaler au médecin-inspecteur, ou au médecin de la famille, les petites indispositions des enfants protégés, indispositions que les nourrices considèrent souvent comme négligeables et qui dégénèrent en maladies graves et longues, si l'on n'y remédie dès le début.

Le Dr HEURTEAU, à Fay-aux-Loges, comme les années précédentes, formule quelques vœux destinés à améliorer le service de la Protection des enfants du premier âge et les résultats de l'application de la loi de 1874 :

a) Tout d'abord, la *Consultation des nourrissons*, qui, en ville, rend de si grands services, pourrait rendre les mêmes à la campagne, si les communications entre le domicile des nourrices et la mairie ou du cabinet du médecin-inspecteur étaient plus faciles et le transport des enfants moins dangereux pendant la mauvaise saison, surtout en raison de ces difficultés, il croit inutile d'insister sur ce point.

b) Etant donné que certaines nourrices, un peu routinières, s'entêtent à ne pas vouloir se conformer aux conseils du médecin-inspecteur, ni aux préceptes de l'Académie de médecine, pour les soins à donner à leurs nourrissons, il estime nécessaire de leur établir une règle, un programme à suivre qui devrait être constamment placé sous leurs yeux, au bon endroit de la maison, soit sur la cheminée auprès de la glace, soit au-dessus de la *maie*. Ce programme devrait être imprimé en gros caractères et remis avec le livret à la nourrice, qui ne pourrait plus dire qu'elle n'a pas eu le temps de lire ce livret.

c) - Placement en nourrice au biberon des seuls enfants reconnus capables de supporter ce mode d'allaitement.

Compartiments spéciaux pour les nourrices et les bébés ; lait stérilisé dans les buffets.

Le Dr Houy (André), à Corbeilles : Il serait utile que l'administration étende plus largement les secours de l'Assistance médicale aux nourrissons d'origine peu aisée. Généralement, en effet, nous donnons nos soins à des enfants de filles-mères payant difficilement la nourrice et ne pouvant pas payer les frais médicaux et pharmaceutiques. Les municipalités refusent de prendre à leur charge des enfants de parents habitant d'autres départements. Il en résulte, ou que le médecin donne gratuitement ses soins, ou que ces enfants n'ont pas les soins nécessaires.

Le Dr JACOBSON, à Cléry : Il me semble que l'organisation d'une consultation de nourrissons au chef-lieu du canton, serait très utile à tous les points de vue. Les nourrices, réunies au moins une fois par mois, pourraient recevoir les recommandations du médecin-inspecteur. Une fiche sanitaire pour chaque nourrisson pourrait être établie ; les pesées faites d'une façon très régulière, ce qui est impossible dans l'état actuel des choses.

Mme la doctoresse JACOBSON, à Saint-Hilaire-Saint-Mesmin, propose que la pesée des nourrissons soit obligatoire pour chaque nourrice, au moins deux fois par mois, les huit ou neuf premiers mois.

Le Dr LAGENTE, à Châtillon-Coligny : Il serait à souhaiter que les enfants débiles ne soient pas envoyés en nourrice et qu'ils fussent mieux examinés au départ ; j'en ai vu mourir deux, tout à fait chétifs, quinze jours après leur arrivée à la campagne. Il est souvent difficile, même à la campagne, aux nourrices, de se procurer du lait et surtout du bon lait, ce qui est dû en partie aux laiteries qui recueillent le lait des campagnes et le transportent à Paris. Il serait à désirer que l'indemnité kilométrique soit payée de la demeure du médecin à la demeure des nourrices.

Le Dr Lambert, à Ferrières : Il serait à souhaiter :

1° Que les bureaux de placements ne donnent pas aux nourrices d'enfants malades ou chétifs ;

2° Que les nourrices soient indemnisées par l'Assistance publique, au cas où elles ne seraient pas payées ;

3° Qu'il soit fourni aux nourrices, à un prix modéré, des stérilisateurs pour le lait et des bouteilles graduées avec tétines;

4° Qu'une consultation de nourrissons soit établie dans les communes où il en existe un certain nombre. Ce serait là une œuvre sociale à laquelle tous les médecins-inspecteurs contribueraient certainement sans recevoir de rémunération.

Le Dr Lefèvre, à Châtillon-Coligny : Il serait à souhaiter qu'aucun enfant ne soit mis en nourrice sans avoir été examiné par un médecin qui, lorsqu'il se trouverait en présence d'un débile, pourrait insister pour qu'il soit élevé au sein.

Comme il est, d'autre part, très difficile de trouver des nourrices au sein, il faudrait favoriser davantage l'allaitement maternel, et le plus sûr moyen serait d'augmenter largement la prime d'allaitement.

Le Dr Legendre, à Bonny-sur-Loire : Il y aurait lieu, dans l'intérêt de la santé des enfants protégés, de suspendre, pendant les mois d'été, la délivrance des certificats au biberon.

Les nourrices se plaignent de la difficulté qu'elles ont à se procurer du lait. Il en est de même, d'ailleurs, des malades pour lesquels cet aliment serait indispensable ; tout le lait disponible est enlevé pour Paris, et les producteurs qui le laissaient cet été à o fr. 35 aux laitiers, le vendaient o fr. 70 dans le pays. A l'heure actuelle, il vaut, pris chez le cultivateur, o fr. 80 le litre.

Le Dr Martin, à Vitry-aux-Loges : La défectuosité la plus couramment relevée dans l'allaitement au biberon est la suralimentation du nourisson.

Il est extrêmement difficile de réagir contre cette tendance, les nourrices n'étant satisfaites que si elles peuvent présenter un nourrisson surchargé de graisse, bouffi, type du suralimenté jusqu'à la limite possible du gavage.

L'attribution de récompenses aux nourrices dociles aux suggestions médicales pourrait être un moyen d'action de quelque valeur.

Le Dr Meunier (Marcel), à Sully-sur-Loire : Il faudrait que les parents des nourrissons soient obligés de déposer une provision entre les mains du maire de chaque pays, pour assurer les premiers soins aux nourrissons malades ou que les nourrissons soient mis d'office à l'assistance, avec charge, pour les parents, de rembourser la dépense par voie administrative ; car les nourrices hésitent souvent à avancer les frais de médecin et surtout de pharmacien, pour les médicaments et aussi les bandages, avant d'en avoir référé aux parents, ce qui peut faire retarder, non pas les premiers soins, mais l'achat des médicaments et des bandages nécessaires, de deux ou trois jours, ce qui est, on le devine, préjudiciable à la santé du bébé. Le délai atteint parfois 10 jours.

Le Dr Mouron, à Epieds : La nourrice doit être bien avertie :

Qu'elle doit tenir son nourrisson très propre ;

Qu'elle ne doit pas laisser le biberon dans le berceau quand l'enfant a tété 15 minutes ;

Qu'elle ne doit pas laisser l'enfant dans l'obscurité toute la journée, mais le tenir dans la partie claire de la chambre.

Le Dr Richard, à Pithiviers : Il faudrait trouver un moyen pour protéger les nourrices impayées contre la mauvaise foi des mauvaises mères.

Le Dr Rodon, à Ouzouer-sur-Trézée, propose :

1° L'extension de la protection obligatoire à tous les enfants du premier âge ;

2° En attendant ce développement de la loi, un premier essai pourrait être fait très facilement, en ajoutant ceci à la

loi du 7 juin 1913, modifiée par la loi du 23 janvier 1917 :
« Tout enfant dont la mère aura bénéficié des allocations aux
femmes en couches, devra être soumis à la Protection des
enfants du premier âge ;

3° Payer le déplacement kilométrique du médecin-inspecteur, lorsque la nourrice habite, malgré elle et malgré le
médecin-inspecteur, en dehors de l'agglomération. Il est toujours loisible au médecin-inspecteur de refuser un certificat
à une nourrice mercenaire, quand il sait que la surveillance
de l'enfant sera pratiquement impossible, à cause de l'éloi-
gnement, mais quand il s'agit d'une fille-mère habitant une
ferme isolée, loin de toute voie carrossable, la simple justice
exige que le médecin soit indemnisé de son temps et de ses
frais de déplacement, si l'on désire que l'enfant soit régulièrement surveillé.

Le Dr TARIN, à Lorris, propose de limiter à un enfant le
nombre des enfants de moins de 2 ans que pourrait avoir une
nourrice.

Que le livret fasse mention de la vaccination du nourrisson
(cette mention est le plus souvent omise).

Le D^r DE TCHÉREPAKHINE, à Beaulieu, s'associe à ses col-
lègues pour que chaque enfant soit bien examiné à Paris,
avant de le laisser partir à la campagne.

Il a soigné deux nourrissons débiles, qui n'ont été sauvés
de la mort que parce que les deux nourrices qui les ont amenés
de Paris ont pu les mettre au sein.

Le Dr TOULZE, à Beaune-la-Rolande : Les enfants placés en
nourrice dans ma circonscription arrivent surtout de la région
parisienne et sont tous élevés au biberon. Beaucoup de ces
enfants nous arrivent dans la première semaine de leur naissance, malgré le conseil contraire que nous donnons aux
nourrices. Il y aurait lieu d'engager les mères à élever leurs
enfants au sein, au moins jusqu'au troisième mois.

Le Dr VIALETTES, à Montargis, fait remarquer que certaines
nourrices se préoccupent peu de la santé du nourrisson qu'on

leur délivre au bureau de placement. Il serait nécessaire, dit-il, que tout enfant malade ou chétif ne fût pas confié à une nourrice dont l'état est aggravé par le voyage et meurt à son arrivée, cas qui s'est produit chez deux de ses nourrices.

4° *Indication des nourrices en contravention.* — Les rapports des médecins ne signalent pas de nourrices en contravention, en 1922.

5° *Récompenses proposées en faveur des nourrices.* — 41 nourrices ont fait l'objet de propositions de récompenses. Ces propositions ont été soumises pour avis au Comité départemental de la protection des enfants du premier âge dans sa séance du 29 mars 1923.

Après examen, le Comité a proposé d'écarter 14 de ces propositions, les nourrices ne réunissant pas les conditions pour être récompensées, en raison de ce qu'elles avaient soit perdu plus de 5 % des nourrissons qui leur avaient été confiés, soit que le nombre des nourrissons élevés par elles était inférieur à 10.

Un avis favorable a été ensuite émis en faveur de 27 nourrices qui toutes avaient élevé plus de 10 nourrissons avec succès.

6° *Résultats de l'application de la loi du 23 décembre 1874.* — Quelques médecins-inspecteurs paraissent douter de l'application de la loi de 1874 et de son efficacité. Mais la majorité affirme que cette loi est excellente et que ses résultats sont appréciables. Il y a en effet une diminution de la morbidité en général et les troubles gastro-intestinaux, notamment si funestes aux enfants du premier âge, sont observés en moins grand nombre. Quant à la mortalité infantile, elle est sensiblement réduite.

A ce sujet, je crois devoir reproduire ici quelques observations générales :

Le Dr BONNET, à Loury : Les résultats de l'application de la loi de 1874 sont très appréciables : moindre mortalité des nourrissons, grâce à la surveillance médicale, et aux connaissances plus étendues des nourrices en matière de puériculture. Il ne suffit pas que le médecin-inspecteur la déclare apte à faire une bonne nourrice. Il faut encore qu'elle ait un logement salubre, composé de plusieurs pièces, non surchargé de famille. Le maire et les autorités de surveillance locale doivent coopérer pour étendre les bienfaits de l'application de la loi de 1874.

Le Dr CAILLAUD, à Beaugency : La surveillance médicale exercée sur les nourrices leur permet de suivre les conseils d'hygiène générale et d'hygiène alimentaire, les oblige à s'occuper attentivement de leurs nourrissons.

Le Dr CHAIGNOT, à Gien : Les bons résultats de l'application de cette loi sont indéniables. Elle est certainement perfectible, mais exigerait pour cela une collaboration plus active des médecins et, par suite, une rémunération plus élevée en rapport avec les services demandés.

Le Dr COUÉNON, à Cerdon : La loi permet d'élever des enfants qui ne le cèdent en rien à ceux qui sont élevés par leurs mères. Elle est donc excellente ; mais je ne proposerais cependant pas de l'appliquer aux enfants que la maman élève elle-même, comme le désirent certains confrères dont l'opinion est signalée dans le rapport si précis de M. l'Inspecteur départemental. Les nourrices qui ont élevé beaucoup d'enfants *surveillés* ont, en général, des nourrissons de belle apparence et de solide santé. Les jeunes mamans trouvent auprès d'elles, plus volontiers souvent que près du médecin, les conseils techniques nécessaires.

Le Dr DUVAL, à Ingré : La loi de 1874, excellente en elle-même, est d'une application assez difficile. Mauvaise volonté, nonchalance des nourrices qui ne voient dans le nourrisson qu'un gagne-pain et rien de plus. Pour toutes ces raisons et bien d'autres encore qu'il serait trop long ici d'énumérer, nous concluons, conformément à notre rapport précédent :

l'avenir est aux pouponnières, il en existe déjà ; ces maisons prendront une place de plus en plus importante dans l'organisation sociale et finiront par se substituer définitivement à la néfaste mise en nourrice. Le livre du D^r d'Hencqueville intitulé : *L'élevage en commun des nourrissons. Les pouponnières*, très documenté et extrêmement intéressant, conclut nettement dans ce sens. Une pouponnière ainsi installée à la campagne serait très certainement le meilleur remède à la mortalité infantile.

Le Dr GUÉRIN, à Cepoy : Il semble bien que la certitude qu'ont les nourrices de recevoir régulièrement la visite du médecin les incite à s'occuper activement de leurs nourrissons. Beaucoup demandent, d'ailleurs, des conseils au médecin-inspecteur et s'y conforment.

Le Dr GUYARD, à Malesherbes : Bons résultats ; morbidité moindre, surtout pour les affections gastro-intestinales ; mortalité moins élevée.

Les nourrices, en général, tiennent compte des observations qui leur sont faites et des conseils qui leur sont donnés.

Néanmoins, il est d'avis qu'on obtiendrait des résultats encore meilleurs en adjoignant aux médecins-inspecteurs des personnes dévouées, non rétribuées (on en trouverait certainement) qui verraient les nourrissons entre les visites des médecins-inspecteurs.

Le Dr HOUY (André), à Corbeilles. — Bons résultats. Remarque que les enfants en nourrice sont plus rarement atteints de gastro-entérite et d'embarras gastrique graves, que les enfants élevés dans leur famille.

Le Dr LAGENTE, à Châtillon-Coligny. — Les résultats sont bons ; la plupart des nourrices de ma circonscription soignent bien les enfants et tiennent à ce qu'ils viennent bien ; elles connaissent les premiers soins à donner à l'enfant malade avant l'arrivée du médecin et suppriment immédiatement le lait dans les cas de diarrhée commençante et empêchent ainsi l'aggravation de la maladie.

Le Dr Lefèvre, à Châtillon-Coligny. — La loi de 1874 a eu pour résultat une diminution importante de la mortalité et de la morbidité infantile. En répétant fréquemment à chaque nourrice les règles de l'allaitement artificiel, on a pu obtenir que le lait soit stérilisé ou tout au moins bouilli et que chaque enfant ait une ration correspondant à son âge et à son poids, ce qui est la condition primordiale de l'allaitement au biberon.

Le Dr Legendre, à Bonny. — Les résultats sont excellents. Ils le seraient encore davantage si les médecins-inspecteurs étaient tout à fait indépendants et n'avaient pas à compter avec leur clientèle.

Le Dr Meunier (Marcel), à Sully-sur-Loire. — Les nourrices, se sachant surveillées et aussi depuis qu'elles sont mieux payées, ont intérêt à bien soigner leurs enfants et l'enfant suralimenté, à ventre de batracien, devient rare. Les enfants sont mieux soignés, mais bien peu de nourrices ont lu les conseils de leur livret, il faudrait donner lecture de ce livret, non seulement à la nourrice, mais aux petites filles à l'école, et au certificat d'études des notions de puériculture pourraient être exigées — des 2 sexes — *celles du livret.*

Le Dr Morlat, à Neuvy-sur-Loire (Nièvre). — Si l'on ne considère pas quelques cas particuliers, mais un ensemble de plusieurs années, il est facile de voir les heureux résultats de la loi de 1874. Non seulement l'hygiène alimentaire commence à être connue et pratiquée par les nourrices, mais les enfants sont tenus proprement, aérés, baignés quelquefois. Et ces pratiques entrant dans chaque foyer et faisant tache d'huile, s'étendent à toute la population.

Le Dr Rodon, à Ouzouer-sur-Trézée. — Bons résultats et c'est peut-être de toutes les œuvres d'hygiène sociale, celle où derrière la façade il y a sans doute le plus de travail accompli ; parce que le médecin y collabore complètement et sent ses efforts soutenus par l'Administration. Ces bons résultats doivent donc nous inciter à étendre les bienfaits de la loi, peu à peu, au reste de la population infantile.

F. — **Commissions locales**

Il n'existe pas de Commissions locales organisées conformément aux dispositions de la loi de 1874 et du décret du 27 février 1877.

G. — **Comité départemental**

Aux termes de l'article 2 de la loi du 23 décembre 1874, le Comité départemental de la protection des enfants du premier âge est composé ainsi :

Deux membres du Conseil général, désignés par ce Conseil ;

L'Inspecteur départemental de l'Assistance publique ;

Six autres membres nommés par le Préfet, dont un pris parmi les médecins membres du Conseil départemental d'hygiène publique.

Les membres du Comité sont nommés pour trois ans ; ils sont rééligibles (art. 17 du décret du 27 février 1877).

Le Conseil général, dans sa séance du 28 septembre 1922, a désigné M. Chambon et M. le Dr Hyvernaud pour faire partie dudit Comité.

Et, par arrêté préfectoral en date du 19 mars 1920, ont été nommés pour faire partie de cette Commission :

Mme ROBERT DE MASSY, membre de différentes œuvres de l'enfance ;

M. GAVOT (Paul), membre de la Commission administrative du Bureau de bienfaisance d'Orléans ;

M. le Dr GEFFRIER, président de l'Union antituberculeuse du Loiret ;

M. le Dr HALMAGRAND, vice-président du Conseil départemental d'hygiène ;

M. le D^r LE PAGE-VIGER, directeur du Bureau d'hygiène ;

M. BISSAUGE, président de l'œuvre orléanaise des Consultations de nourrissons (1).

---

(1) Nommé par arrêté préfectoral du 5 octobre 1921, en remplacement de M. Roussel, nommé président du Tribunal civil de Lorient.

\Le Comité départemental est consulté sur toutes les questions intéressant la protection des enfants du premier âge.

Il a été réuni deux fois en 1922.

Conformément aux instructions ministérielles, je reproduis ci-après les procès-verbaux de ses séances.

SÉANCE DU 24 MARS 1922.

L'an 1922, le vendredi 24 mars, à 15 heures, sur la convocation de M. le Préfet, le Comité départemental de la Protection des enfants du premier âge s'est réuni à la Préfecture.

M. le Secrétaire général délégué préside la séance en remplacement de M. le Préfet empêché et de M. le Dr Geffrier, président, qui s'est excusé de ne pouvoir assister à la réunion.

Etaient présents :

Mme Robert de Massy, M. le D^r Le Page-Viger, M. Desseaux, inspecteur départemental de l'Assistance publique, secrétaire du Comité.

Absents :

MM. Bissauge, Gavot, et le Dr HalmaGrand, qui se sont excusés de ne pouvoir assister à la séance.

MM. Chambon et le Dr Hyvernaud, conseillers généraux.

M. le Secrétaire donne lecture du procès-verbal de la précédente séance. Le procès-verbal est ensuite adopté.

M. le Président fait connaître que le Comité est appelé à donner son avis au sujet : 1° des demandes de subventions présentées par sept œuvres d'assistance maternelle et de protection des enfants du premier âge ; 2° des propositions de récompenses adressées par MM. les Médecins-inspecteurs et les Maires en faveur des nourrices méritantes pour les bons soins qu'elles donnent à leurs nourrissons ; 3° des propositions de gratifications adressées par MM. les Maires en faveur de gardes champêtres qui collaborent utilement à l'exécution de la loi du 23 décembre 1874.

Dossiers et propositions sont déposés sur le bureau du Comité.

M. l'Inspecteur fait remarquer que plusieurs médecins-inspecteurs demandent, pour faciliter le recrutement de jeunes nourrices, que des récompenses soient accordées aux nourrices qui auront élevé avec soin moins de dix enfants soumis à la protection.

Une discussion s'engage à ce sujet et le Comité est enfin d'avis qu'il y a lieu de maintenir les précédentes décisions, savoir :

I. — Pourront concourir pour des récompenses pécuniaires ou honorifiques les nourrices qui auront élevé avec soin au moins dix enfants soumis à la protection et qui auront encore chez elles un nourrisson à la date du 31 décembre de l'année correspondant aux propositions de récompenses adressées par le médecin-inspecteur et par le maire.

II. — Les nourrices ne pourront être récompensées deux fois consécutivement.

III. — Ne pourra être récompensée, toute nourrice qui, par défaut d'hygiène individuelle, aura été la cause de mort d'enfant du premier âge, et toute nourrice chez qui sera décédé un nombre d'enfants protégés supérieur à la moyenne de la mortalité infantile annuelle.

M. le D^r Le Page-Viger fait remarquer à ce sujet que pour permettre au Comité de donner son avis en connaissance de cause, il importe qu'à l'inspection départementale l'on tienne à jour une fiche au nom de chaque nourrice ; que sur cette fiche soit inscrit exactement le nom, la date et le lieu de naissance de chaque enfant protégé remis malade aux parents ou décédé chez la nourrice, la date de placement, la date de remise ou de décès et la maladie cause du décès. Indiquer également le nom du médecin certificateur.

En ce qui concerne les nourrices qui auront élevé avec soin moins de dix enfants le Comité — sur la proposition motivée du médecin-inspecteur — examinera s'il y a lieu de leur adresser un satisfecit, à titre d'encouragement.

Le Comité prend ensuite connaissance des dossiers qui lui sont soumis, et après examen émet les avis suivants :

I. — Œuvres de charité maternelle

1° *Œuvre orléanaise des Consultations de nourrissons.* — Œuvre faisant de sérieux efforts pour étendre son action bienfaisante et encourager l'allaitement maternel. Etudie : 1° la création d'une 2° consultation dans un quartier excentrique de la ville ; 2° l'attribution de primes de fréquentation. — Avis très favorable.

1° *bis Goutte de lait.* — Œuvre utile et très appréciée des mères qui, ne pouvant allaiter leurs enfants, y trouvent du lait dans d'excellentes conditions. — Avis très favorable.

2° *Consultations de nourrissons de Briare.* — Avis favorable.

3° *Crèche municipale d'Orléans.* — Efforts très appréciables de la municipalité qui va s'imposer de nouveaux sacrifices pour le fonctionnement de cette crèche. — Avis très favorable.

4° *Crèche libre d'Orléans.* — Avis très favorable.

5° *Union des Sociétés de secours mutuels du Loiret.* — Efforts appréciables de cette Société au point de vue de la mutualité maternelle. — Avis très favorable.

6° *Mutualité provinciale de l'Orléanais.* — Efforts appréciables de cette Société au point de vue de la mutualité maternelle. — Avis très favorable.

7° *Société de Secours mutuels entre les Jardiniers de l'arrondissement d'Orléans.* — Avis favorable.

II. — Récompenses aux nourrices

En ce qui concerne les nourrices d'enfants soumis à la protection du premier âge, le Comité émet l'avis d'écarter les propositions concernant deux nourrices qui ont été récompensées en 1921 ; de ne pas attribuer de récompenses aux nourrices qui n'avaient plus d'enfants au 31 décembre 1921, ou chez lesquelles le nombre des enfants décédés a dépassé la moyenne de la mortalité infantile annuelle.

Ensuite, il émet un avis favorable à l'attribution des récompenses pécuniaires suivantes :

1° Mmes	Pellard, née Merlin, à Montargis..........	25 f.	»
2°	veuve Guérin, née Perthuis, à Boynes.....	25	»
3°	veuve Picard, née Jahan, Sury-aux-Bois....	25	»
4°	Piot, née Sassier, à Dammarie-sur-Loing...	20	»
5°	veuve Bourdoiseau, née Mabille, à Châtillon-Coligny	20	»
6°	Multinier (Emilienne), à Solterre..........	15	»
7°	Léger, née Marchand, à Pressigny........	15	»
8°	Bardet, née Carrelot, à Nogent-sur-Vernisson	15	»
9°	Léger, née Roblin, à Autry-le-Châtel......	15	»
10°	veuve Tavernier, née Poisson, à Puiseaux..	15	»
11°	veuve Bordier, née Védis, à Saint-Hilaire-Saint-Mesmin	15	»
12°	Bergeat, née Bothemine, à Thou.........	15	»
13°	veuve Fanichet, née Faisy, à La Chapelle-sur-Aveyron	15	»
14°	Fleury, née Malfray, à Chaingy..........	15	»
15°	veuve Sabattier, née Hureau, à Courtenay..	15	»
16°	Gamet, née Giblet, à Marcilly-en-Villette...	15	»

Enfin, sur la proposition du Médecin-inspecteur et en raison des renseignements très favorables, un témoignage de satisfaction est proposé en faveur de Mme Thévenin, née Chauvelin, demeurant à Saint-Lyé.

III. — Gratifications aux gardes champêtres

Le Comité est d'avis de n'accorder de gratifications qu'aux gardes champêtres des communes dans lesquelles sont placés au moins dix enfants protégés.

C'est dans ces conditions qu'il émet un avis favorable à l'attribution de gratifications en faveur des gardes champêtres ci-après nommés qui ont collaboré utilement dans leurs communes à l'application de la loi de 1874 :

1° MM. Bachou (Emile), à La Ferté-Saint-Aubin....	25 f.	»
2° Vaillant (Camille), à Lorris..............	25	»
3° Morin (Louis), à Bellegarde.............	20	»
4° Meunier (Arthur), à Nogent-sur-Vernisson.	20	»
5° Mabou (Emile), à Saint-Martin-d'Abbat....	15	»
6° Laurent (Albert), à Pithiviers............	15	»
7° Malécot (Georges), à Sandillon...........	15	»
8° Guillaut (Robert), à Beaugency..........	10	»
9° Germereau (Edouard), à Chevilly........	10	»
10° Porthault (Paulin), à Chilleurs-aux-Bois...	10	»
11° Joannet (Mme), née Goby (f. f^{ons}), à Dammarie-sur-Loing	10	»
12° Gilbert (Georges), à Huisseau-sur-Mauves..	10	»
13° Thauvin (Charles), à Jargeau...........	10	»
14° Michau (Aimé), à Poilly................	10	»
15° Audoux (Alexandre), à Fontenay.........	10	»

L'ordre du jour étant épuisé, la séance est levée à 16 h. 1/2.

Nota. — Par décision ministérielle du 16 août 1922, des subventions ont été accordées :

A l'Œuvre orléanaise des Consultations de nourrissons et Goutte de lait.................... 1.800 f. »

A la Consultation des nourrissons de Briare.... 600 »

A la Crèche municipale d'Orléans............. 1.400 »

A la Crèche libre d'Orléans .... 900 »

A l'Union des Sociétés de secours mutuels du Loiret .... 200 »

A la Mutualité provinciale de l'Orléanais ...... 400 »

A la Société de secours mutuels entre les Jardiniers de l'arrondissement d'Orléans .... 80 »

SÉANCE DU 30 JUIN 1922.

Sur la convocation de M. le Préfet, le Comité départemental de la protection des enfants du premier âge s'est réuni à la Préfecture, le 30 juin 1922, à 16 heures.

Etaient présents :

M. le Dr Geffrier, président du Comité ; M. Desseaux, inspecteur départemental de l'Assistance publique, secrétaire ; Mme Robert de Massy ; M. Bissauge, président de l'Œuvre orléanaise des Consultations de nourrissons ; M. Gavot, membre du Bureau de bienfaisance d'Orléans ; M. le Dr Hyvernaud, conseiller général ; M. le D^r Le Page-Viger, directeur du Bureau d'hygiène.

S'étaient excusés :

M. Chambon, conseiller général ; M. le Dr HalmaGrand, vice-président du Conseil départemental d'hygiène.

M. le Président ayant déclaré la séance ouverte, invite M. le Secrétaire à donner lecture du procès-verbal de la précédente réunion. Le procès-verbal est adopté.

M. le Président donne ensuite la parole à M. l'Inspecteur départemental de l'Assistance publique, lequel fait alors l'exposé du fonctionnement du service de la protection des enfants du premier âge pendant l'année 1921. Il fournit des renseignements au sujet de la statistique des enfants protégés et dit que sur 2.493 nourrissons, 2.344 ont été l'objet de 14.965 visites médicales. Il fait remarquer que sur 88 médecins-inspecteurs en fonction au 31 décembre 1921, deux seulement n'ont pas envoyé leur rapport annuel à la Préfecture, ni adressé de bulletins de visite au nom des enfants placés en nourrice dans leur circonscription. Il donne connaissance des rapports médicaux dont la plupart relatent d'intéressantes observations qui sont d'ailleurs reproduites dans son rapport d'ensemble. Ensuite, il fait savoir que le mode d'élevage le plus employé est toujours le biberon ; que 4 % seulement des enfants soumis à la protection ont été signalés comme étant allaités au sein. Enfin, il indique que 178 enfants sont morts chez leurs nourrices, soit une proportion de 7,13 % ; que parmi ces enfants, 7 étaient allaités au sein et 171 nourris au biberon, et que les causes générales de mortalité sont toujours les affections du tube digestif — gastro-entérite, diarrhée et athrepsie — qui ont déterminé 100 décès.

A la suite de cet exposé, diverses questions donnent lieu à des échanges de vues.

M. le Dr Geffrier fait ensuite remarquer que dans leurs rapports un certain nombre de médecins-inspecteurs se plaignent de la difficulté qu'ont les nourrices à se procurer du lait de bonne qualité ; que d'autres médecins demandent à ce que le lait destiné aux nourrissons soit stérilisé et que des stérilisateurs soient mis à la disposition des nourrices. Il pense que si la stérilisation du lait est indispensable dans les villes, notamment dans les grandes villes, il n'en est pas de même à la campagne où l'on peut avoir du lait frais et qu'il suffit de le faire bouillir ; il estime que les médecins-inspecteurs en insistant sur ce point auprès des nourrices, de bons résultats seraient obtenus. Quant à la pénurie du lait qui a été constatée en 1921, il semble que depuis la production s'est améliorée et qu'il n'y a pas lieu de retenir la question. Tous les membres du Comité ont été de cet avis.

M. le Dr Hyvernaud dit que les médecins-inspecteurs sont souvent appelés à donner leurs soins aux enfants en nourrice, et que le plus souvent leurs honoraires restent impayés. Il demande sinon que tous les enfants protégés soient admis au bénéfice de l'assistance médicale gratuite, qu'au moins les enfants qui tombent malades y soient inscrits et que des instructions soient adressées à ce sujet aux maires.

M. l'Inspecteur de l'assistance publique fait remarquer que le cas des enfants protégés qui tombent malades est prévu par le décret du 27 février 1877 et que si l'un d'eux manque de soins, le maire peut faire appeler le médecin-inspecteur et, à défaut, tout autre médecin le plus rapproché. Les frais de visites médicales et des fournitures de médicaments sont alors pris en charge par le service de protection et payés suivant les tarifs de l'assistance médicale gratuite.

M. le Dr Geffrier fait remarquer enfin que les médecins-inspecteurs ont émis des vœux : 1° Que les enfants atteints de débilité congénitale, et notamment ceux qui sont originaires du département de la Seine, ne soient pas prématurément envoyés en nourrice ; 2° Que ces enfants devraient être allaités au sein par leur mère, tout au moins jusqu'au moment où ils auraient atteint leur poids normal, et non pas confiés, quelques jours après leur naissance, à des femmes chargées de les nourrir au biberon ; 3° interdiction du hochet dit sucette ; 4° Que tous les enfants devraient être examinés médicalement et très attentivement avant d'autoriser leur envoi en nourrice : 5° Enfin, que la protection s'étende à tous les berceaux.

M. le Dr Geffrier ajoute que ces vœux méritent de retenir l'attention et il propose au Comité de les appuyer. La proposition est adoptée à l'unanimité.

L'ordre du jour étant épuisé, la séance est levée à 17 heures.

H. — **Résumé des rapports des Maires**

1° Nombre de rapports annuels reçus à la préfecture : 349 ;

Tous les maires ont répondu au questionnaire modèle H, mais sans le faire suivre d'observations générales sur l'exécution de la loi de 1874.

2° Les placements, les retraits et les décès sont signalés au médecin-inspecteur dans le plus court délai ;

3° Les parents font bien la déclaration de placement prescrite par l'article 7 de la loi de 1874. (2 exceptions sont signalées) ;

4° Les nourrices font bien, en général, les déclarations prescrites par l'article 9 de la loi ;

5° Les nourrices sont munies des certificats et du carnet réglementaires ;

6° Parents mis en demeure, par application de l'art. 7 du décret de 1877, de retirer leurs enfants du placement où ils étaient : Aucun ;

7° Parents ayant refusé d'opérer le retrait : Aucun ;

8° Nombre d'enfants déplacés d'urgence par l'autorité : Néant ;

9° Nombre de nourrices qui ont rendu l'enfant à sa famille par suite de non-payement de leur salaire : 18 ;

10° Nombre d'enfants qui ont été admis à l'hospice dépositaire pour le même motif : 9 ;

11° Nombre de nourrices qui conservent l'enfant, quoique le salaire promis ne soit pas payé : 6.

Comme observations générales, quelques maires signalent simplement que la loi est bien appliquée et que les résultats de la protection des enfants du premier âge sont bons.

Secrétaires de mairie

281 communes ont possédé des enfants protégés en 1922.

247 secrétaires de mairie ont transmis les décomptes réglementaires.

Le montant des décomptes produits s'est élevé à la somme de 2.234 fr. 5o.

I. — **Juges de paix**

7 rapports annuels ont été envoyés par les juges de paix de l'arrondissement de Montargis.

Ces magistrats ont procédé à la vérification des registres de la protection dans 85 communes.

Dans 74 communes, ces registres étaient bien tenus.

Dans 11 communes, les juges de paix ont constaté seulement quelques omissions de forme.

J. — **Infractions à la loi du 23 décembre 1874**

Une nourrice ayant contrevenu aux dispositions de l'art. 9 de la loi de 1874, a été signalée à l'autorité judiciaire. Cette nourrice, ayant régularisé sa situation, n'a pas été poursuivie.

K. — **Budget**

Les dépenses du service, en 1922, se sont élevées à la somme de 77.842 fr. 24, savoir :

1° Emoluments des médecins-inspecteurs....	68.565 f.	3o
2° Rémunération des secrétaires de mairie...	2.234	5o
3° Frais de tournées et missions spéciales de l Inspecteur et du Sous-Inspecteur de l'Assistance publique	1.58o	3o
4° Dépenses d'imprimés....................	3.168	»
5° Remboursements à des départements....	399	14
6° Récompenses aux nourrices (280 fr.) et aux gardes champêtres (215 fr.)...................	495	»
7° Frais de contrôle du service et travaux extraordinaires	1.4oo	»
Total......	77.842 f.	24

Les dépenses réglementaires du service de la protection des enfants du premier âge sont, aux termes de l'article 15 de la loi du 23 décembre 1874, mises par moitié à la charge de l'Etat et des départements intéressés.

Par décisions des 6 février 1922 et 30 novembre 1922, M. le Ministre de l'Hygiène a attribué au Département deux acomptes de 14.000 francs sur la moitié à la charge de l'Etat pour 1922.

Quant aux dépenses à la charge des départements d'origine des nourrissons, elles seront mises en recouvrement aussitôt que les décomptes actuellement en préparation seront terminés.

L. — Rapport et conclusions personnels de l'Inspecteur départemental

De l'exposé qui précède, tel qu'il résulte d'ailleurs des écritures tenues à l'Inspection et des documents qui y sont centralisés, il ressort que 2.400 enfants ont bénéficié, en 1922, de la protection instituée par la loi du 23 décembre 1874, au lieu de 2.493, en 1921, soit une différence, en moins, de 93 enfants.

Ces 2.400 enfants protégés se répartissent ainsi au point de vue de l'âge :

Enfants nés en 1920............................ 675
—   1921 838
—   1922 887

Parmi ces enfants, 85 décès ont été constatés chez les nourriciers, en 1922, savoir :

9 décès, sur 675 enfants nés en 1920, soit : 1,33 %.
34 décès, sur 838 enfants nés en 1921, soit : 4,05 %.
42 décès, sur 887 enfants nés en 1922, soit : 4,73 %

Parmi les 887 enfants protégés, nés en 1922, le nombre de ceux qui étaient originaires du Loiret est de 384, et, sur ce nombre, 15 sont décédés en nourrice, soit 3,90 %.

D'autre part, des renseignements fournis par les maires, il a été enregistré 5.946 naissances dans le département du Loiret (1), en 1922, et parmi ces naissances, 3oo enfants sont décédés (2) au cours de ladite année 1922, soit 5,o4 %.

Si l'on défalque de chacun de ces nombres : 1° les 384 enfants inscrits sur les contrôles de la protection ; et 2° les 15 décès constatés parmi ces 384 enfants, il ressort de cette opération que 5.562 enfants, nés en 1922, n'ont pas été mis en nourrice, autrement dit, qu'ils ont été élevés par leur mère, et que, parmi ces enfants, 285 sont décédés, soit 5,12 %.

De ces données, il résulte que la mortalité a été plus élevée parmi les enfants conservés par leurs parents, que parmi les enfants placés en nourrice et soumis à la protection, c'est-à-dire surveillés médicalement.

Il y aurait donc avantage à ce que le plus grand nombre d'enfants bénéficie de cette surveillance pour abaisser au minimum la mortalité infantile.

**

L'inspection médicale a été assurée à 2.239 enfants protégés et 15. 562 visites leur ont été faites.

La plupart des médecins-inspecteurs ont adressé régulièrement, dans la première dizaine de chaque mois, leurs bulletins de visites contenant des renseignements utiles sur les enfants et sur la façon dont les nourrices s'acquittent de leurs devoirs. En outre, un certain nombre de médecins ont noté le poids des nourrissons sur les bulletins mensuels de visites et sur les carnets des nourrices. Cette manière de procéder est très bonne ; il serait désirable de la voir se généraliser.

Il serait aussi très désirable que tous les médecins-inspecteurs, conformément aux instructions, envoient leurs bulle-

---

(1)
A Orléans : naissances........ 1213
A Gien :   —   136
A Montargis: —   241
A Pitbiviers ;   —   118

(2)
Enfants décédés : 108, soit   8,98 °/.
      —   —   : 15, soit 11.02 °/.
      —   —   : 6, soit   2,48 °/.
      —   —   : 1, soit   0,84 °/.

tins de visites du mois écoulé, dans les premiers jours du mois suivant et que les dates des visites soient exactement indiquées et sur les bulletins et sur le carnet des nourrices, afin d'éviter, de la part de celles-ci, des observations. Ce mode de procéder éviterait, d'autre part, toute complication d'écritures et supprimerait toute source d'erreur, notamment dans l'enregistrement des honoraires dus à chaque médecin.

Enfin, je dois signaler que presque tous les médecins-inspecteurs ont adressé leur rapport annuel. Beaucoup de ces rapports contiennent d'intéressantes observations sur l'application de la loi de 1874, résumées ou reproduites au § E. de ce travail d'ensemble. Mais il convient de retenir l'appréciation concernant les consultations de nourrissons et les résultats qu'elles peuvent donner au sujet de la protection de l'enfance.

Incontestablement, les consultations sont utiles, là surtout où il y a un groupement suffisant d'enfants.

En ce qui me concerne, je verrais avec satisfaction se multiplier l'organisation des consultations de nourrissons, notamment dans les communes où se trouvent un certain nombre d'enfants du premier âge.

*
* *

Comme les années précédentes, le contrôle sur place du service a été exercé par le sous-inspecteur et par moi, dans 121 communes et nous avons visité 403 enfants chez leurs nourriciers.

La vérification des registres dans les mairies nous a permis de constater que les déclarations prescrites par les art. 7 et 9 de la loi de 1874 étaient assez régulièrement faites dans les délais réglementaires et par les parents et par les nourrices. Les avis de placement, de mutation, de retrait ou de décès sont aussi transmis assez régulièrement dans les délais fixés.

Nous avons insisté tout particulièrement auprès des administrations municipales pour que la loi de protection du premier âge soit strictement appliquée et pour que seules les femmes réunissant toutes les conditions morales et matérielles soient autorisées à recevoir chez elles des nourrissons.

Mais au cours de nos visites chez les nourrices, nous avons noté la médiocrité de quelques placements (locaux exigus, encombrés, mal aérés, défaut de propreté, pas de berceau pour les nourrissons, pas de garde-feu). Cependant, les nourrices avaient obtenu les certificats réglementaires. Pour chaque fait constaté, des observations ont alors été adressées aux administrations locales.

Quoiqu'il en soit, les enfants, en général, nous ont paru assez bien soignés et régulièrement visités par les médecins-inspecteurs.

***

Plusieurs médecins-inspecteurs ont fait remarquer que des enfants protégés sont placés chez des nourrices dont le domicile est situé à des distances parfois assez grandes d'où ils demeurent, et ils demandent, pour surveiller régulièrement ces enfants, bien que placés dans la commune où ils résident, que l'indemnité kilométrique leur soit accordée au même titre que celle qui est allouée pour visiter les enfants placés dans les autres communes de leur circonscription.

Il appartient au Conseil général d'examiner cette demande et de prendre une décision.

***

Sous le bénéfice des observations qui précèdent et pour continuer à assurer le fonctionnement régulier du service de protection des enfants du premier âge, conformément aux dispositions de la loi du 23 décembre 1874 et du décret du 27 février 1877, j'ai l'honneur de proposer l'inscription au chapitre 8 du budget départemental, pour l'exercice 1924, des crédits ci-après :

1° Frais de surveillance médicale.......... 70.000 f.   »

2° Indemnités aux secrétaires de mairie...... 2.500   »

3° Frais de registres et d'imprimés......... 3.500   »

4° Frais de missions spéciales de l'Inspecteur
et du Sous-Inspecteur de l'Assistance publique.. 2.400   »

5° Récompenses aux nourrices (900 fr.) et aux
gardes champêtres (300 fr.).................. 1.200   »

6° Provision pour le remboursement aux départements de placement des enfants originaires
du Loiret (avances faites en 1923 et années anté-
rieures) .... 1.000   »

7° Frais de contrôle du service et travaux
extraordinaires .... 1.400   »

Total...... 82.000 f.   »

Ces dépenses seraient atténuées par :

1° La subvention de l'Etat..... 40.300 f.   »

2° Les remboursements par les
départements d'origine des enfants
placés en nourrice en Loiret..... 15.000   »

Total...... 55.300 f.   »   55.300   »

La différence, soit...... 26.700 f.   »

représente la part qui incomberait au département du Loiret.

Orléans, le 20 juillet 1923.

L'Inspecteur départemental
de l'Assistance publique,

P. DESSEAUX.

ORLÉANS - IMPRIMERIE DU LOIRET